BEI GRIN MACHT SICH IHR WISSEN BEZAHLT

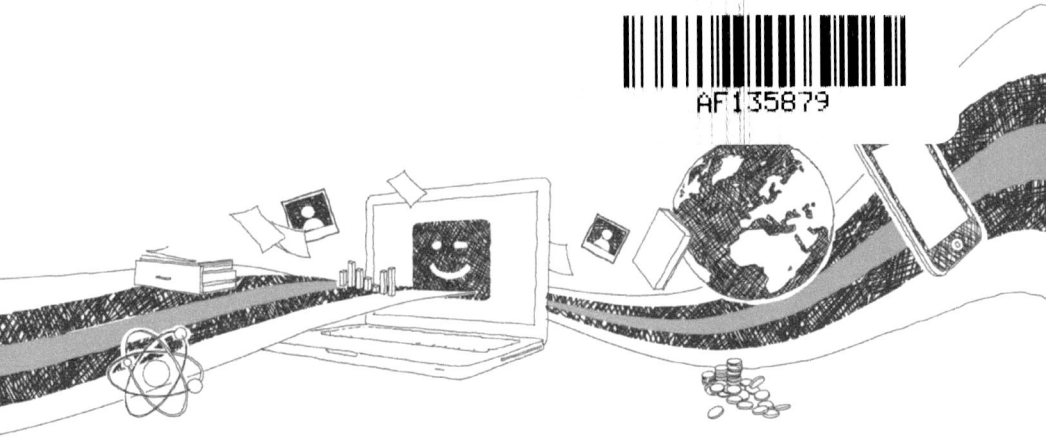

AF135879

- Wir veröffentlichen Ihre Hausarbeit, Bachelor- und Masterarbeit

- Ihr eigenes eBook und Buch - weltweit in allen wichtigen Shops

- Verdienen Sie an jedem Verkauf

Jetzt bei www.GRIN.com hochladen und kostenlos publizieren

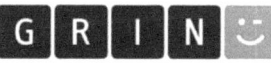

Bibliografische Information der Deutschen Nationalbibliothek:

Die Deutsche Bibliothek verzeichnet diese Publikation in der Deutschen National-bibliografie; detaillierte bibliografische Daten sind im Internet über http://dnb.d-nb.de/ abrufbar.

Impressum:

Copyright © 2019 GRIN Verlag
Druck und Bindung: Books on Demand GmbH, Norderstedt Germany
ISBN: 9783346246912

Dieses Buch bei GRIN:

https://www.grin.com/document/932821

Stephanie Mülln

Employer Branding. Ein möglicher Ansatz, um dem Fachkräftemangel in der Altenpflege zu begegnen

GRIN Verlag

GRIN - Your knowledge has value

Der GRIN Verlag publiziert seit 1998 wissenschaftliche Arbeiten von Studenten, Hochschullehrern und anderen Akademikern als eBook und gedrucktes Buch. Die Verlagswebsite www.grin.com ist die ideale Plattform zur Veröffentlichung von Hausarbeiten, Abschlussarbeiten, wissenschaftlichen Aufsätzen, Dissertationen und Fachbüchern.

Besuchen Sie uns im Internet:

http://www.grin.com/

http://www.facebook.com/grincom

http://www.twitter.com/grin_com

Hamburger Fern-Hochschule

Gesundheits- und Sozialmanagement

Hausarbeit zum Thema:

Employer Branding – Ein möglicher Ansatz um dem Fachkräftemangel in der Altenpflege zu begegnen

Stephanie Mülln

Die Hausarbeit ist bis zum 16.01.2019 einzureichen.

Inhaltsverzeichnis

Abbildungs- und Tabellenverzeichnis

Abkürzungsverzeichnis

BMFSFJ   Bundesministerium für Familie, Senioren, Frauen und Jugend

Bzw.   beziehungsweise

d.h.   das heißt

usw.   und so weiter

vgl.   vergleiche

1 Einleitung

Die Unternehmen in der Pflegebranche sehen sich aktuell vielen verschiedenen gesellschaftlichen Entwicklungen ausgesetzt. Der demografische Wandel, der Wertewandel, die Globalisierung, die zunehmende Technisierung der Arbeitsplätze sind nur einige Entwicklungen, die sie vor große Herausforderungen stellen.

Um diesen Entwicklungen gerecht zu werden und um als Unternehmen in der Pflegebranche erfolgreich zu sein, werden dringend gut ausgebildete Fach- und Führungskräfte benötigt. An dieser Stelle zeichnet sich die derzeit dringlichste Problematik der Pflegebranche ab, insbesondere in den Unternehmen in der Altenpflege, der Mangel an Fach- und Führungskräften.

Genügte es früher eine Stellenanzeige in den Printmedien zu schalten, um eine vakante Stelle zeitnah besetzen zu können, so gestaltet sich die Stellenbesetzung in der Altenpflege aktuell um vieles schwieriger.

Die der Hausarbeit zugrundeliegende Forschungsfrage lautet: Welche Vorteile kann das Instrument des Employer Brandings für Einrichtungen der Altenpflege bieten, um den Fachkräftemangel wirkungsvoll zu begegnen?

Ziel der Arbeit ist es, aus den Vorteilen, die das Employer Brandig bietet, konkrete Handlungsempfehlungen für die Einrichtungen in der Altenpflege abzuleiten, um den Fachkräftemangel erfolgreich zu bekämpfen.

Diese Arbeit wurde auf der Grundlage einer Analyse der aktuellen Literatur zu den Themen der Personalsituation in der Pflege und des Employer Brandings erstellt. Die gesichtete Literatur bezieht sich auf den Zeitraum von 2005 bis 2018.

Die für die Thematik relevante Literatur wurde mittels Schlagworten wie Employer Branding, Personalmarketing, Personalgewinnung, Personalbindung, Attraktiver Arbeitgeber, War for talents, Demografischer Wandel, Personalsituation in der Pflege, Fachkräftemangel in der Pflege, Employer Branding in der Pflege, Maßnahmen des Employer Brandings usw. ermittelt.

Als Quellen der Literaturrecherche dienten vorrangig Printmedien in Form von Fachbüchern und Fachzeitschriften. Diese wurden ergänzt durch Internetquellen.

Im Hauptteil der Hausarbeit werden zuerst die aktuellen gesellschaftlichen Trends, die sich maßgeblich auf den Arbeitsmarkt auswirken, skizziert, um danach die Situation in der Pflege, mit ihren Anforderungen und Belastungen, darzustellen. Im Anschluss daran werden die Ziele, Funktionen, Wirkungen und ausgewählte Maßnahmen des Employer Brandings vorgestellt.

2 Problemdarstellung

Im Folgenden wird die aktuelle gesellschaftliche sowie die pflegerelevante Problematik bzw. die Ausgangslage dargestellt und näher betrachtet hinsichtlich Ursachen und deren Auswirkungen.

2.1 Auswirkungen des demografischen Wandels

Seit Jahren befindet sich die Gesellschaft in Deutschland in einem demografischen Wandel. Demografischer Wandel bedeutet die Veränderung der Zusammensetzung und der Größe der Bevölkerung.

Der demografische Wandel wird durch die Geburtenrate, die Sterblichkeitsrate und den Wanderungssaldo beeinflusst. Der Rückgang der Geburten, die steigende Lebenserwartung sowie zunehmende Migrationsbewegung sind die drei herausragenden Aspekte des demografischen Wandels (vgl. Bogai, Hirschenauer 2015: 4). Seit Mitte der 1970er Jahre ist die Geburtenrate in Deutschland rückläufig. Bekam eine Frau Anfang der 1960er Jahre noch durchschnittlich 2,5 Kinder so sind es aktuell noch 1,4 Kinder, die eine Frau durchschnittlich zur Welt bringt (vgl. Statistisches Bundesamt 2017).

Laut Vorausberechnungen des Statistischen Bundesamtes wird die Geburtenzahl bis zum Jahr 2020 relativ konstant bleiben, nach dem Jahr 2020 wird sich diese aber vermutlich weiter rückläufig entwickeln (vgl. Statistisches Bundesamt 2015).

Auf der anderen Seite steigt die Lebenserwartung in Deutschland kontinuierlich an (vgl. Statistisches Bundesamt 2015). Laut der 13. koordinierten Bevölkerungsvorausberechnung des Statistischen Bundesamtes wird sich der Anstieg der Lebenserwartung in den nächsten Jahrzehnten fortsetzen (vgl. Statistisches Bundesamt 2015). Die gestiegene Lebenserwartung ist begründet in einer Verbesserung der Hygiene, der Ernährung, der Arbeitsbedingungen, der Wohnsituation und in den Fortschritten in der medizinischen Versorgung.

Die Veränderung der Altersstruktur in Deutschland von 1950 bis zum Jahr 2060 wird in der untenstehenden Grafik anschaulich dargestellt.

Die Anzahl der Personen im erwerbsfähigen Alter wird aufgrund der oben beschriebenen Entwicklungen immer geringer werden. Die untenstehende Grafik macht diesen Trend deutlich. Das Statistische Bundesamt geht von einer Schrumpfung der Anzahl der Personen im erwerbsfähigen Alter bis zum Jahr 2060 zwischen 23 – 30 % aus (vgl. Statistisches Bundesamt 2015).

Dieser Wandel in der Zusammensetzung der Altersstruktur unserer Gesellschaft sorgt für erhebliche gesamtwirtschaftliche Probleme, da immer weniger Erwerbstätige immer mehr Rentnern gegenüberstehen werden (vgl. Beiten 2005: 6).

Altersstruktur der Bevölkerung in Deutschland, 1950–2060

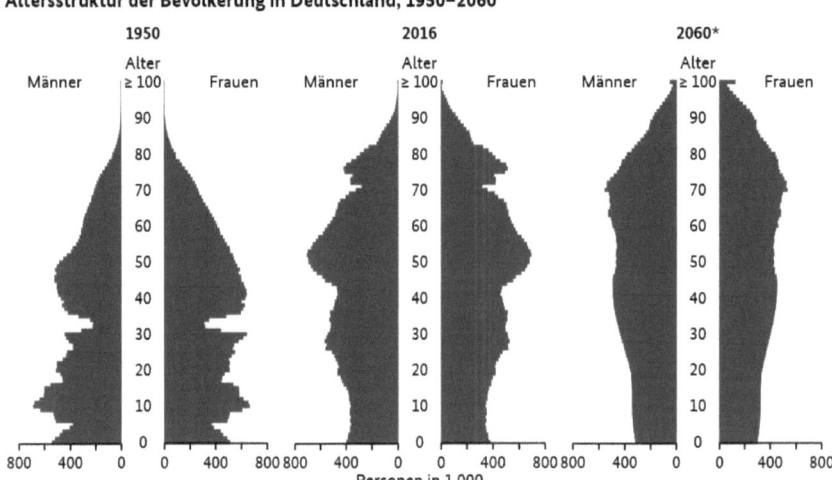

* Ergebnis der aktualisierten 13. koordiniertierten Bevölkerungsvorausberechnung (Variante 2-A)
Datenquelle: Statistisches Bundesamt © BiB 2018 / demografie-portal.de

Abb. 1: Altersstruktur der Bevölkerung in Deutschland, 1950 - 2060

(Quelle: Statistisches Bundesamt 2015)

2.2 Personalsituation in der Pflege

Den demografischen Wandel bekommen die Pflegeberufe in doppelter Hinsicht zu spüren. Auf der einen Seite ist die Anzahl der zur Verfügung stehenden Pflegekräfte rückläufig, auf der anderen Seite steigt die Anzahl der pflegebedürftigen Menschen kontinuierlich an.

Der Bedarf nach professioneller Pflege nimmt stetig zu. Die Gründe sind, wie schon zuvor beschrieben, in dem demografischen Wandel unserer Gesellschaft zu sehen, der einhergeht mit sinkenden Geburtenraten, einer steigenden Lebenserwartung, einer zunehmenden Auflösung familiärer Strukturen sowie einer steigenden Erwerbsquote von Frauen.

Der Anteil der informellen Pflege, der durch Angehörige erbracht wird, wird kontinuierlich bis zum Jahr 2030 sinken (vgl. Hackmann 2009).

Im Dezember 2015 waren in Deutschland 2,86 Millionen Menschen pflegebedürftig. Die Vorausberechnungen des Statistischen Bundesamtes gehen von 3,4 Millionen Pflegebedürftigen im Jahr 2030 aus (vgl. Statistisches Bundesamt 2017).

Bisher standen noch nie so viele Pflegebedürftige so wenigen Fachkräften gegenüber. Der Personalbedarf in der Pflege ist weiter steigend. Bis zum Jahr 2050 werden ungefähr doppelt so viele Fachkräfte wie im Jahr 2015 benötigt, da der Anteil pflegebedürftiger Menschen weiterhin steigt. Es wird mit einer Nachfrage nach Altenpflegekräften von 850.000 gerechnet. Berechnungen zufolge werden dem allerdings nur 420.000 Fachkräfte gegenüber stehen (vgl. Hackmann 2009).

Auch das Patientenklientel wird von den Auswirkungen des demografischen Wandels beeinflusst. Als Folge der stetig alternden Gesellschaft nimmt die Zahl multimorbider und dementiell erkrankter Menschen kontinuierlich zu (vgl. Schmidt 2013: 122). Diese Tatsache macht deutlich, dass nicht nur die Anzahl der Pflegekräfte erhöht werden muss, sondern auch die Qualifikationen des Pflegepersonals angepasst werden müssen, um den veränderten Herausforderungen gerecht zu werden.

Der dringend benötigte pflegerische Nachwuchs bleibt allerdings aus. Stellenangebote für Altenpflegefachkräfte sind im Bundesdurchschnitt 171 Tage unbesetzt.

Damit hat sich die Situation im Vergleich zum Vorjahr weiter angespannt. Die Vakanzzeit ist um 9 Tage gestiegen. Auf 100 gemeldete offene Stellen kommen lediglich 29 Arbeitslose. Die Anzahl der offenen Stellen in der Altenpflege ist im Jahr 2017 um 15,6 % angestiegen. Aus der untenstehenden Abbildung ist zu entnehmen, dass kein Bundesland vom Fachkräftemangel ausgenommen ist (vgl. Bundesagentur für Arbeit 2017).

Der Fachkräftemangel auf der einen Seite, steigende Patientenzahlen auf der anderen Seite. Eine Versorgungslücke scheint unausweichlich. Die untenstehende Grafik veranschaulicht den flächendeckenden Fachkräftemangel in Deutschland sehr eindrücklich.

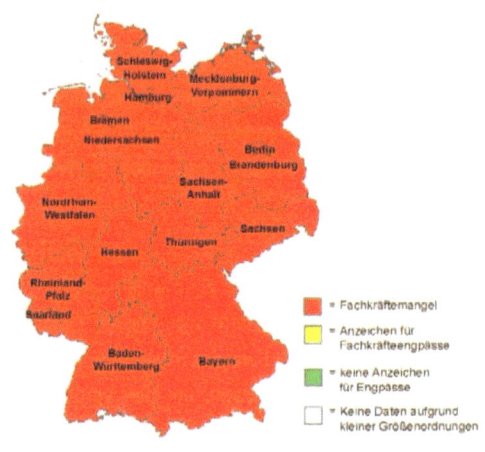

Fachkräfte und Spezialisten Altenpflege
Juni 2017

- Fachkräftemangel
- Anzeichen für Fachkräfteengpässe
- keine Anzeichen für Engpässe
- Keine Daten aufgrund kleiner Größenordnungen

Datenquelle: Statistik der Bundesagentur für Arbeit

Abb. 2: Fachkräfte und Spezialisten Altenpflege

(Quelle: Bundesagentur für Arbeit 2017)

2.3 Belastungen im Pflegeberuf

Speziell in Altenpflegeeinrichtungen ist die Krankenstandsquote, die Fluktuation sowie die Berufsausstiegsquote erhöht. Die Beschäftigten geben eine vergleichsweise niedrige Arbeitszufriedenheit an (vgl. Glaser, Höge 2005).

Gründe dafür sind in den Arbeitsbedingungen in den stationären Altenpflegeeinrichtungen zu suchen. Diese sind geprägt durch eine hohe Zahl an Überstunden, eine hohe psychische und physische Belastung im Arbeitsalltag, Zeitdruck, hohes Arbeitsaufkommen, Arbeiten im Schichtdienst, Personalmangel und wenig planbare Dienstzeiten durch die häufige Kompensation von Krankheitsausfällen.

Der Pflegeberuf ist gekennzeichnet durch vielfältige Belastungen für den Arbeitnehmer. Auf der einen Seite stehen die physischen Belastungen durch schweres Heben und Tragen, langes Stehen und Gehen. Auf der anderen Seite stehen die psychischen Belastungen durch die Versorgung von schwerstkranken oder auch psychisch veränderten Menschen sowie den Umgang mit schweren Krankheitsverläufen, Sterben und Tod (vgl. Berger, Zimber 2006: 16).

Für Pflegekräfte ist neben den hohen psychischen und physischen Belastungen vor allem auch die Unvereinbarkeit von Beruf und Familie ein bedeutender Aspekt, der zu der Überlegung führt aus dem Beruf auszusteigen (vgl. Pischel 2006:108).

All diese Aspekte machen mehr als deutlich, dass dringender Handlungsbedarf auf Seiten der Arbeitgeber in der Pflege besteht, wollen sie keine wirtschaftlichen Nachteile erleiden. Der viel beschriebene „war for talents", der Kampf um möglichst gut qualifiziertes Personal, das den steigenden Anforderungen in der Pflege gerecht werden kann, ist in der Altenpflege ein akutes Problem.

Der Arbeitsmarkt im Bereich der Pflege hat sich dahingehend gewandelt, dass Bewerber zum Umworbenen werden, d.h. die Zeiten in denen sich die Unternehmen die Bewerber aussuchten haben sich dahingehend gewandelt, dass sich jetzt die Bewerber die Unternehmen aussuchen, die am besten zu ihren Vorstellungen passen (vgl. Beck 2008: 5) und die Arbeitgeber vom Verkäufer zum Käufer werden (vlg. Oertel et al. 2015: 21).

3 Wertewandel innerhalb der Generationen

Nicht nur der demografische Wandel stellt die Arbeitgeber vor eine große Herausforderung, sondern auch der Wertewandel innerhalb der Generationen beeinflusst das Arbeitsleben.

Drei verschiedenen Generationen sind derzeit in den Unternehmen vertreten, die Babyboomer (1946- 1964), die Generation X (1965 – 1976) und die Generation Y (1977 – 1998). Die Werte der Menschen haben sich von Generation zu Generation verändert. Für die Generation der Babyboomer waren Karriere und Titel sehr wichtig, um dieses Ziel zu erreichen waren sie bereit die Familie und die persönliche Freizeit in den Hintergrund zu stellen. Leistung, Erfolg und materielle Werte waren für diese Generation entscheidende Motivatoren.

Die Generation X prägte den Begriff der Work- Life- Balance, in dem Beruf und Privatleben in einem ausgeglichenen Verhältnis zueinanderstehen. Das traditionelle Rollenverhalten innerhalb der Familien löst sich langsam auf, Kindererziehung ist keine alleinige Aufgabe der Frau mehr. Viele Strukturen der Babyboomer bleiben allerdings noch bestehen, so ist auch die Generation X karriereorientiert und legt Wert auf materielle Werte (vgl. Abbasi 2017: 37).

Die Generation Y ist die zahlenmäßig größte Gruppe auf dem Arbeitsmarkt, was deren große Bedeutung ausmacht. Viele Publikationen beschäftigen sich mit den besonderen Charakteristika und Ansprüchen dieser Generation. Die Generation Y ist die erste Generation, die im digitalen Zeitalter aufgewachsen ist. Man nennt sie deswegen auch „Millenials“ oder „Digital Natives“ (vgl. Radermacher 2013: 6).

Für diese Generation hat die Vereinbarkeit von Beruf und Familie einen sehr hohen Stellenwert. Die Familie steht an erster Stelle und genießt eine große Bedeutung. Stand bei den vorangegangenen Generationen noch die Karriere im Mittelpunkt ihres Lebens, so wurde dieses abgelöst durch den Wunsch nach Selbstbestimmung und Spaß an der Arbeit.

Die Generation Y legt großen Wert auf einen Arbeitsplatz, der Raum zur individuellen Entwicklung lässt. Die Arbeitsaufgabe soll sinnhaft sein und eine interessante Herausforderung darstellen. Flexible Arbeitszeiten und eine flexible Arbeitsgestaltung sind für sie immens wichtig (vgl. Abbasi 2017: 36-37).

Für die Arbeitgeber in der Altenpflege wird es in den Zeiten des Fachkräftemangels eine der größten Herausforderungen sein, den unterschiedlichen Bedürfnissen verschiedener Generationen von Mitarbeitern möglichst gerecht zu werden. In der Literatur finden aktuell vorrangig die Bedürfnisse der Generation Y Beachtung, da sie allgemein die größte Arbeitnehmergruppe darstellt. In der Pflege, hier besonders in der Altenpflege, sieht die Situation hingegen etwas anders aus.

Wie aus der untenstehenden Tabelle ersichtlich wird, stellen die Generationen der Babyboomer und die Generation X (40- 65 Jahre) zusammen mit 62,2 % die größte Gruppe des Personals in der Altenpflege dar. Generation Y (20 – 40 Jahre) stellt mit einem Anteil von 33,1 % am Gesamtpersonal nur die zweitgrößte Gruppe des Personals dar.

Tab. 1: Personal nach Beschäftigungsverhältnis, Tätigkeitsbereich und Alter

	Personal insgesamt	Davon im Alter von ... bis unter ... Jahren						
		unter 20	20 – 30	30 – 40	40 – 50	50 – 60	60 – 65	65 und älter
Personal insgesamt	730 145	20 798	113 357	128 583	171 763	225 655	57 062	12 927
Anteil an Gesamtpersonal in %	100	2,8	15,5	17,6	23,5	30,9	7,8	1,8

(Quelle: Statistisches Bundesamt 2017)

Ein weiteres Spezifikum der Altenpflege stellt die heterogene Gruppe in Bezug auf das Alter der Bewerber dar. Neben den jungen Schulabgängern zieht der Beruf der Altenpflege traditionell viele Umschüler älterer Generationen aus anderen Berufen an. Besonders Frauen entdecken nach der Familienphase das Berufsfeld des Altenpflegers für sich (vgl. BMFSFJ 2018).

Den oben beschriebenen Besonderheiten gilt es für Einrichtungen in der Altenpflege im Kampf um die Bewerber gerecht zu werden. Sie müssen sich der Frage stellen, wie sie ihren aktuellen Mitarbeitern sowie den zukünftigen Mitarbeitern bezüglich deren unterschiedlichen Erwartungen, aufgrund ihres unterschiedlichen Alters, gerecht werden wollen.

4 Attraktiver Arbeitgeber

In Zeiten des akuten Fachkräftemangels in der Altenpflege stehen die Einrichtungen in einem beständigen Konkurrenzkampf um qualifizierte Fach- und Führungskräfte. Laut einer Umfrage der Wirtschaftsprüfungsgesellschaft Ernst & Young beschreiben die meisten Pflegeheimträger es als schwer, qualifiziertes Personal zu finden, 46% bezeichnen es sogar als sehr schwer.

86 % der befragten Pflegeheimbetreiber vermuten, dass die Schwierigkeiten qualifiziertes Personal zu finden, in Zukunft noch größer werden (vgl. Kersel, Lennartz 2011).

Einrichtungen in der Altenpflege sind gefragt, sich durch ein positives Image und eventuelle Alleinstellungsmerkmale im Wettbewerb um qualifiziertes Personal zu behaupten.

Gelingt es einer Einrichtung sich als attraktiver Arbeitgeber zu präsentieren, so erhöhen sich die Chancen geeignete Bewerber für sich zu interessieren, und im besten Fall für sich zu gewinnen und längerfristig zu binden.

Doch was macht einen attraktiven Arbeitgeber aus? Ein Arbeitgeber kann dann als attraktiv bezeichnet werden, wenn es ihm gelingt, dass die Mitarbeiter eine emotionale Bindung zu ihm aufbauen. Diese emotionale Bindung wird auch als affektives Commitment bezeichnet (vgl. Leuphana Universität Lüneburg o.J.). Mitarbeiter, die über ein hohes affektives Commitment verfügen, können sich mit den Zielen und Werten ihrer Einrichtung identifizieren, sie sind stolz dazu zu gehören und der Erfolg der Einrichtung ist ihnen wichtig (vgl. Schumacher 2015: 125).

Die nachfolgende Tabelle stellt die Ergebnisse einer Studie von Schumacher dar, was attraktive Arbeitgeber in der Altenpflege auszeichnet.

Tabelle 2: Aspekte der Arbeitgeberattraktivität

Organisation	Team	Arbeit
Reputation des Trägers	Transformationale Führung	Handlungs- und Gestaltungsspielraum
Vertrauen in Management	Offene & angstfreie Kommunikation	
Identifikation mit Zielen	Anerkennung & Wertschätzung	
Information & Partizipation	Unterstützung durch Kollegen	
Würdigung von Engagement		
Familienfreundlichkeit		
Entwicklungs- und Karriereförderung		

(Quelle: eigene Darstellung in Anlehnung an Schumacher 2015: 133)

In der Studie von Schumacher wurde des Weiteren herausgefunden, dass die Höhe der Bezahlung eine untergeordnete Rolle bei der emotionalen Bindung der Mitarbeiter spielt (vgl. Schumacher 2015: 135).

Seit 2001 führt die Unternehmensberatung Gallup GmbH Befragungen zur Loyalität der Mitarbeiter in Deutschland gegenüber ihren Unternehmen durch.

Der Anteil der Mitarbeiter, die eine hohe emotionale Bindung an ihren Arbeitgeber haben beträgt laut der letzten Studie nur 13%. Gründe für die geringe emotionale Bindung an ihren Arbeitgeber lagen vor allem in dem geringen Interesse begründet, das die Vorgesetzten den Mitarbeitern entgegen bringen, dass die Ansichten der Mitarbeiter nicht relevant sind, und dass die Mitarbeiter die Erwartungen, die an sie gestellt werden nicht kennen. (vgl. Stotz, Wedel 2009: 26).

5 Grundlagen und Ziele des Employer Branding

Ein Instrument, um die Attraktivität eines Arbeitgebers zu steigern kann das Employer Branding sein. „Employer" = Arbeitgeber, „Brand" = Marke. Folglich wird unter dem Begriff „Employer Branding" die Gestaltung und Entwicklung der Arbeitgebermarke eines Unternehmens verstanden (vlg. Buckesfeld 2010: 22).

Employer Branding bedeutet den Aufbau und die Entwicklung einer Arbeitgebermarke, mit dem Ziel die Arbeitgeberattraktivität zu steigern, um sich am Arbeitsmarkt von Konkurrenten um geeignete Bewerber abzuheben als auch von diesen positiv wahrgenommen zu werden.

Mittels des Employer Brandings soll das Bild des Unternehmens als glaubwürdiger und attraktiver Arbeitgeber in der öffentlichen Wahrnehmung geprägt werden (vgl. Employer Branding Akademie 2006).

Die Bedürfnisse der aktuellen sowie der zukünftigen Mitarbeiter stehen im Mittelpunkt des Konzeptes des Employer Brandings (vgl. Lippold 2011: 6). Damit soll erreicht werden die aktuellen Mitarbeiter an das Unternehmen zu binden als auch potentielle neue Mitarbeiter zu gewinnen. Employer Branding entfaltet seine Wirkungen somit nach innen und nach außen.

Übergeordnetes Ziel ist es, die Wettbewerbsfähigkeit des eigenen Unternehmens durch die Bindung und Gewinnung qualifizierter Fachkräfte zu erhalten und weiterzuentwickeln.

Besonders der Altenpflege, die kein besonders hohes gesellschaftliches Ansehen genießt sowie des Öfteren in den Medien negativ dargestellt wurde, würde die Etablierung einer positiv besetzten Arbeitgebermarke dazu verhelfen Bewerber für sich zu interessieren und zu gewinnen (vgl. Müller, Rosner 2010: 75).

6 Funktionen des Employer Brandings

Die Funktionen des Employer Brandings beziehen sich auf die Perspektive der Arbeitgeber sowie die der Arbeitnehmer. Im Folgenden sollen die Funktionen des Employer Brandings aus beiden Perspektiven heraus betrachtet werden.

6.1 Perspektive der Arbeitgeber

Aus Sicht der Arbeitgeber ergeben sich drei Hauptfunktionen des Employer Brandings, die Präferenzbildung, die Differenzierung und die Emotionalisierung.

Mittels Bildung einer starken attraktiven Arbeitgebermarke soll die Präferenzbildung potentieller Mitarbeiter positiv beeinflusst werden. Ziel ist es, diese potentiellen Mitarbeiter von den Stärken des eigenen Unternehmens zu überzeugen und diese für sich zu gewinnen.

Doch nicht nur die Präferenzbildung von potentiellen Mitarbeitern soll beeinflusst werden, auch die aktuellen Mitarbeiter sollen dahingehend beeinflusst werden, sich möglichst längerfristig an ihr Unternehmen zu binden (vgl. Stotz, Wedel 2009: 30).

Eine positive interne und externe Wahrnehmung des Unternehmens wird durch differenzierte Maßnahmen des Employer Brandings, die im Verlauf der Arbeit vorgestellt werden, beeinflusst.

Um eine Präferenzbildung bei den potentiellen Mitarbeitern zu erreichen, ist das Unternehmen gefragt, sich von den Konkurrenten um die besten Mitarbeiter abzuheben.

Dieses erfolgt über den Prozess der Differenzierung, in dem sich ein Unternehmen bemüht sich mit möglichen Alleinstellungsmerkmalen am Arbeitsmarkt zu positionieren. Nur wer in der Wahrnehmung potentieller Mitarbeiter als attraktiver Arbeitgeber erscheint, der sich von der Masse abhebt, hat gute Chancen, geeignete und qualifizierte Mitarbeiter zu gewinnen und zu binden.

Die Wahl des Arbeitgebers basiert häufig auf emotionalen Gründen (vgl. Stotz, Wedel 2009: 31). Diese Tatsache machen sich Unternehmen im Rahmen des Employer Brandings zunutze, indem sie sich Instrumente des Marketings bedienen, die die Menschen auf der Gefühlsebene versuchen zu erreichen. Verbindet ein potentieller Mitarbeiter positive Bilder und Gefühle mit einem Unternehmen, ist dies ein erfolgsversprechender Schritt, um diesen Menschen als Mitarbeiter zu gewinnen.

Präferenzbildung, Differenzierung und Emotionalisierung stehen in einer engen Beziehung zueinander und beeinflussen sich gegenseitig (vgl. Andratschke et. al. 2009: 15).

6.2 Perspektiver der Arbeitnehmer

Aus Sicht der Arbeitnehmer ergeben sich als Hauptfunktionen des Employer Brandings die Orientierung, das Vertrauen und die Identifikation.

Die Etablierung einer starken und aussagekräftigen Arbeitgebermarke hat aus der Sicht des Arbeitnehmers die Funktion, Orientierung zu schaffen in der Angebotsvielfalt der potentiellen Arbeitgeber. Die Arbeitgebermarke schafft insofern Orientierung bei den potentiellen Bewerbern, als dass sie die zentralen Werte und Stärken eines Unternehmens nach außen transportiert.

Passen die Wertvorstellungen des Arbeitgebers mit denen der Mitarbeiter zusammen, so können sich die Mitarbeiter mit dem Unternehmen identifizieren.

Dieser Aspekt ist nicht nur für potentielle Mitarbeiter relevant, sondern auch für Mitarbeiter, die schon für das Unternehmen arbeiten. Umso besser die Identifikation der Mitarbeiter mit dem Unternehmen ist, umso höher ist auch ihre Zufriedenheit und ihre Leistung.

Die Vertrauensbildung ist eine weitere Funktion des Employer Brandings. Die Arbeitgebermarke soll eine Vertrauensbasis für die Mitarbeiter schaffen. Sie soll Werte und Einstellungen des Arbeitgebers vermitteln, auf die sich die Arbeitnehmer verlassen können. Die Wahl des zukünftigen Arbeitgebers stellt für den Arbeitnehmer immer ein Wagnis dar, dessen Auswirkungen im Vorfeld kaum zu überschauen sind. Hier kann eine aussagekräftige und starke Arbeitnehmermarke dazu beitragen, zukünftige Mitarbeiter von der Vertrauenswürdigkeit des Unternehmens zu überzeugen.

7 Wirkungsbereiche und daraus entstehende Vorteile des Employer Brandings für Einrichtungen der Altenpflege

Die Deutsche Employer Branding Akademie hat fünf Wirkungsbereiche des Employer Brandings identifiziert, die sich gegenseitig beeinflussen (vgl. Employer Branding Akademie 2006).

7.1 Die Mitarbeiterbindung

Mit Hilfe des Employer Brandings soll einer Fluktuation der Mitarbeiter vorgebeugt werden und die Mitarbeiter langfristig an das Unternehmen gebunden werden. Dieses wird als die interne Wirkung des Employer Brandings bezeichnet.

Dieses ist besonders in der Altenpflege ein bedeutender Aspekt. Bei den Fachkräften in der Altenpflege kommt es vor allem in den ersten fünf Jahren nach Beendigung der Ausbildung zu einem Ausstieg aus dem Beruf. Besonders bei den jüngeren Beschäftigten kommt es zu überdurchschnittlich vielen Berufsausstiegen (vgl. Hackmann 2009).

Die untenstehende Grafik veranschaulicht wie gering ausgeprägt die Bindung der Mitarbeiter in der Altenpflege an ihren derzeitigen Arbeitgeber ist. Weniger als die Hälfte der Mitarbeiter fühlt sich an ihren Arbeitgeber gebunden und würde diesen wahrscheinlich nicht wechseln.

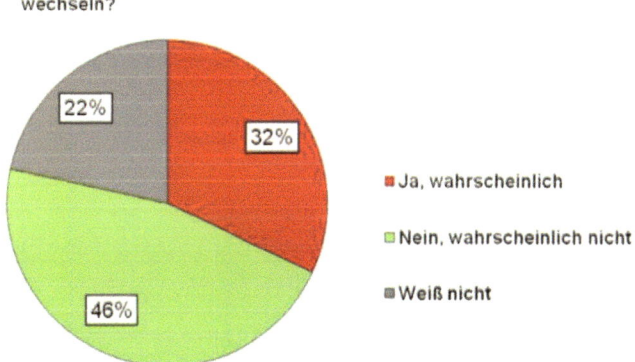

Abb. 3: Ergebnis einer Befragung zum Wunsch nach Arbeitgeberwechsel

(Quelle: Fuchs, T. 2008)

Die europäische NEXT-Studie kam zu dem Ergebnis, dass die drei häufigsten Gründe aus denen Pflegefachkräfte ihren Arbeitgeber verlassen, in der hohen Arbeitsbelastung, der fehlenden beruflichen Entwicklungsmöglichkeiten und in nicht angemessenem Führungsverhalten liegen (vgl. Simon et al. 2005).

Diese Aspekte gilt es für Unternehmen in der Altenpflege in Bezug auf die eigene Einrichtung zu analysieren und wenn möglich zu optimieren, um Mitarbeiter an das Unternehmen zu binden.

7.2 Die Mitarbeitergewinnung

Die Mitarbeitergewinnung ist ein zentraler Aspekt des Employer Brandings. Ziel ist es, die Aufmerksamkeit von potentiellen Bewerbern zu erregen, um diese dann im Idealfall für das Unternehmen gewinnen zu können.

Wie oben beschrieben ist die Mitarbeitergewinnung ein erfolgsentscheidender und gleichzeitig nicht immer leicht zu realisierender Aspekt der Personalarbeit in der Altenpflege. Vielen offenen Stellen stehen zu wenige Bewerber gegenüber. Dieser Umstand macht deutlich, wie sehr Einrichtungen in der Altenpflege auf ein erfolgreiches Personalmarketing angewiesen sind, wollen sie den zukünftigen Herausforderungen wie der Zunahme der Pflegebedürftigkeit gewachsen sein.

Die Gestaltung einer attraktiven Arbeitgebermarke hat zum Ziel die zentralen Wertvorstellungen und Vorzüge eines Unternehmens in die Öffentlichkeit zu tragen. Hierbei geht es nicht darum möglichst viele Bewerber anzuziehen, sondern die Bewerber, die fachlich und persönlich zum Unternehmen passen. Die Grundannahme dieser Strategie besagt, dass aus passenden Bewerbern passende Mitarbeiter werden, deren persönliche Werte gut mit den Unternehmenswerten harmonieren.

7.3 Die Unternehmensmarke

Ein erfolgreich gestalteter Prozess des Employer Brandings beeinflusst auch die Wahrnehmung der Unternehmensmarke an sich. Eine positiv besetzte Arbeitgebermarke trägt zu einem positiven Image eines Unternehmens bei.

Die Unternehmensmarke beeinflusst die Wahrnehmung aller zum Unternehmen zugehörigen Stakeholder, seien es Mitarbeiter, Geschäftspartner oder die Öffentlichkeit. Stakeholder, deren Erwartungen erfüllt werden, werden ihrerseits zum Erfolg eines Unternehmens beitragen.

Ein wichtiger Aspekt ist dies für Einrichtungen in der Altenpflege dahingehend, dass sie es heutzutage mit mündigen und gut informierten Kunden und Bewerbern zu tun haben.

In Zeiten der Digitalisierung ist es ein Leichtes, verschiedene Anbieter in der Altenpflege miteinander zu vergleichen, um so den Anbieter mit dem überzeugendsten Profil auszuwählen. Dieser Umstand macht deutlich, wie wichtig die Gestaltung und Entwicklung einer überzeugenden Unternehmens- bzw. Arbeitgebermarke ist, um als Altenpflegeeinrichtung am hart umkämpften Markt um Kunden und Personal zu bestehen.

7.4 Die Unternehmenskultur

Die Unternehmenskultur basiert auf gemeinsamen Werten, Zielen und Verhaltensweisen der Organisationsmitglieder.

Bei der Entwicklung einer Employer Branding Strategie sollte ein Unternehmen sich die eigenen Werte und Zielvorstellungen bewusst machen um darauf die Strategie aufzubauen. Nur auf der Basis starker gemeinsamen Werte innerhalb eines Unternehmens lässt sich eine authentische Arbeitgebermarke aufbauen (vgl. Hesse 2009).

Die Entwicklung einer Arbeitgebermarke wirkt sich gestaltend auf die Unternehmenskultur aus und umgekehrt. Unternehmenskultur und die Strategie des Employer Branding üben eine Wechselwirkung aufeinander aus.

7.5 Leistung und Ergebnis

Aufgrund der durch die Strategie des Employer Brandings gemeinsamen Werte und Zielvorstellungen des Unternehmens und der Mitarbeiter kommt es zu einer erhöhten Leistungsbereitschaft. Die interne Ausrichtung des Employer Brandings zielt auf die Bedürfnisse und Anforderungen der aktuellen Mitarbeiter. Eine erfolgreiche Gestaltung dieses Prozesses erhöht die Mitarbeiterzufriedenheit und damit deren Leistungsbereitschaft, was zu besseren Arbeitsergebnissen führt.

Leistung und Ergebnis sind in heutigen Zeiten nicht nur für Unternehmen in der Industrie relevant, sondern auch für Einrichtungen in der Altenpflege.

In regelmäßigen Abständen werden die Altenpflege- Einrichtungen vom Medizinischen Dienst der Krankenkassen einer eingehenden Prüfung unterzogen. Überprüft wird u.a. die Qualität der Pflege, der Betreuung und der Unterbringung. Das Ergebnis dieser Prüfung wird u.a. in Form einer Note dargestellt, die veröffentlicht wird. Aufgrund dieser Noten lassen sich die Leistungen und Ergebnisse von verschiedenen Pflegeeinrichtungen miteinander vergleichen.

8 Handlungsempfehlungen für Einrichtungen der Altenpflege auf der Basis ausgewählter Maßnahmen des Employer Brandings

Nachfolgend sollen einige ausgewählte Maßnahmen des Employer Brandings vorgestellt werden, die für die Einrichtungen der Altenpflege eine Relevanz haben.

Bei der Auswahl von Maßnahmen, die die eigene Einrichtung zu einem attraktiven Arbeitgeber für die aktuellen sowie potentielle zukünftige Mitarbeiter machen sollen, müssen sich die Verantwortlichen folgende Frage stellen:

Wofür stehen wir, was unterscheidet uns positiv von andern Arbeitgebern?

Die Maßnahmen sollten zu der Mission und den Werten einer Einrichtung passen. Die Einrichtungsleitung sowie die Personalverantwortlichen sollten hinter den Maßnahmen des Employer Brandings stehen und Verantwortung für deren verlässliche Umsetzung tragen.

Die Maßnahmen des Employer Brandings orientieren sich an zwei Zielgruppen, den aktuellen Mitarbeitern sowie an potentiellen neuen Mitarbeitern, die es gilt für das Unternehmen zu gewinnen. Dementsprechend existieren im Prozess des Employer Brandings zwei Gestaltungsausrichtungen: Die internen Maßnahmen und die externen Maßnahmen.

8.1 Maßnahmen des internen Employer Brandings

Die internen Maßnahmen des Employer Brandings richten sich an die aktuellen Mitarbeiter eines Unternehmens. Mittels zielgerichteter, an den Bedürfnissen der Mitarbeiter orientierter Maßnahmen soll die Attraktivität des Unternehmens als Arbeitgeber erhalten bzw. ausgebaut werden. Die langfristige Bindung die Mitarbeiter an das Unternehmen soll damit erreicht werden.

Dieser Aspekt ist vor allem für Einrichtungen in der Altenpflege von zentraler Bedeutung. Wie schon an anderer Stelle erwähnt, ist die Verweildauer der Pflegekräfte in der Altenpflege gering.

An diesem Punkt müssen die Maßnahmen des Employer Brandings ansetzen. Am Anfang des Prozesses sollten die folgenden Fragen stehen: Was macht eine Einrichtung in der Altenpflege als Arbeitgeber attraktiv? Durch welche Maßnahmen fühlen sich die Mitarbeiter an ihren Arbeitgeber gebunden?

Um diese Fragen beantworten zu können sollte man die zentralen Problematiken des Pflegeberufs betrachten. Die ausgewählten Maßnahmen sollten diesen Problematiken gerecht werden. Um als Arbeitgeber in der Altenpflege attraktiv zu sein, sind Themen wie die Vereinbarkeit von Familie und Beruf, Work- Life- Balance, Entwicklungsmöglichkeiten, Führungsstil und Gesundheitsprävention von entscheidender Bedeutung.

Die folgende Auswahl an internen Maßnahmen des Employer Brandings tragen den zuvor aufgeführten Problematiken in der Pflege Rechnung.

8.1.1 Vereinbarkeit von Familie und Beruf

Die Vereinbarkeit von Familie und Beruf ist eines der wichtigsten Anliegen deutscher Arbeitnehmer. Im Jahre 2012 gaben 86,2% der Beschäftigten an, dass familienfreundliche Maßnahmen für sie eine wichtige Bedeutung haben (BMFSFJ 2013).

In Studien konnte gezeigt werden, dass umso mehr Fachkräfte dem Arbeitsmarkt zur Verfügung stehen, umso besser Beruf und Familie vereinbart werden können (vgl. BMFSFJ 2017). Dieser Aspekt hat in der Altenpflege, mit einem Anteil an weiblichen Arbeitnehmerinnen von 84%, eine hohe Bedeutung. Frauen agieren häufig in einer Doppelrolle, auf der einen Seite als Mutter, auf der anderen Seite als Arbeitnehmerin. Um diesen beiden Rollen gerecht werden zu können sind familienfreundliche Maßnahmen des Arbeitgebers gefragt.

Eine dieser Maßnahmen in der Altenpflege sind flexible Dienstzeiten, wie z.B. das Angebot der Teilzeit. Dieses Angebot wird in der Altenpflege zufriedenstellend umgesetzt. Im Jahr 2015 arbeiteten knapp zwei Drittel (63%) der Beschäftigten in Teilzeit (vgl. Statistisches Bundesamt 2017). Eine verlässliche Dienstplangestaltung sorgt darüber hinaus für eine adäquate Planbarkeit für die Arbeitnehmer.

Eine weitere wichtige familienfreundliche Maßnahme in Zeiten mit zunehmenden Doppelverdienerhaushalten und Alleinerziehenden ist das Angebot der Kinderbetreuung. Dieses Angebot kann in unterschiedlicher Form durch den Arbeitgeber realisiert werden. Als Beispiel wäre die Einrichtung eines Betriebskindergartens zu nennen.

Besonders Beschäftigte im Pflegebereich sind auf eine zuverlässige Kinderbetreuung angewiesen, die auch an Feiertagen, an Wochenenden oder zu besonderen Dienstzeiten zur Verfügung steht. Eine flexible Kinderbetreuung würde, aufgrund der hohen Planungsunsicherheit im Pflegebereich, die Vereinbarkeit von Familie und Beruf in diesem Bereich deutlich erhöhen.

Im günstigsten Falle sollte eine Arbeitsorganisation innerhalb einer Einrichtung bzgl. der Arbeitszeiten, der Planungssicherheit und der Betreuungsmöglichkeiten vorliegen, die es den Mitarbeitern ermöglicht Familie und Beruf zu vereinbaren. Gelingt dies den Einrichtungen, so erschaffen sie sich damit einen Imagegewinn und somit einen Wettbewerbsvorteil, in der Konkurrenz um qualifiziertes Personal (vgl. Rohlik 2016: 7).

8.1.2 Betriebliches Gesundheitsmanagement

Unter dem Begriff des betrieblichen Gesundheitsmanagements werden alle Unternehmensaktivitäten verstanden, die gezielt die Gesundheit der Mitarbeiter erhalten bzw. fördern sollen. Die Gesundheitsprävention- und Förderung ist ein wichtiges Ziel in der Altenpflege, deren Mitarbeiter hohen physischen wie psychischen Belastungen ausgesetzt sind. Konsequent und nachhaltig umgesetzte Maßnahmen des betrieblichen Gesundheitsmanagements führen langfristig zu einer verbesserten Gesundheit der Mitarbeiter, einem geringeren Krankenstand, einer erhöhten Leistungsfähigkeit und einer größeren Zufriedenheit der Mitarbeiter. Aus einer erhöhten Leistungsfähigkeit der Mitarbeiter ergeben sich erwiesenermaßen viele Vorteile für den Arbeitgeber. Gesunde und zufriedene Mitarbeiter tragen zu einem positiven Image des Unternehmens in der Öffentlichkeit bei.

Maßnahmen des betrieblichen Gesundheitsmanagements, die für die Altenpflege relevant sein könnten, sind z.B.: Sportangebote (Rückenkurse, Lauftreffs, Firmenlauf, etc.), Entspannungskurse, Anschaffung von Hilfsmitteln zur Arbeitserleichterung (Hebehilfen, etc.), Durchführung von Gefährdungsbeurteilungen des Arbeitsbereiches, Angebots- und Pflichtvorsorgen für Mitarbeiter durch den Betriebsarzt, mitarbeiterfreundliche Pausenregelung, Konflikt- und Stressmanagement.

8.1.3 Entwicklungsmöglichkeiten für Mitarbeiter

Die Möglichkeiten zu beruflicher Entwicklung und Karriere sind in der Altenpflege bis dato nicht sehr ausgeprägt (vgl. Müller, Rosner 2010: 197). Hier besteht dringender Nachholbedarf, um dem Bedürfnis der Mitarbeiter nach persönlicher und beruflicher Weiterentwicklung Rechnung zu tragen.

Die mangelnden Gestaltungsmöglichkeiten im eigenen Arbeitsumfeld und die geringen Möglichkeiten zum beruflichen Aufstieg sind Hauptaspekte, die von Mitarbeitern in der Altenpflege kritisiert werden.

Qualifizierungsmöglichkeiten und Aufstiegschancen wirken sich positiv auf die Bindung der Mitarbeiter an das Unternehmen aus (vgl. Felfe 2088: 133).

Vor dem Hintergrund des gegenwärtigen Fach- und auch Führungskräftemangels sollten die Einrichtungen in der Altenpflege dringend an Entwicklungsmöglichkeiten für ihre Mitarbeiter arbeiten, um die Zufriedenheit der aktuellen Mitarbeiter zu erhöhen und um sich am Arbeitsmarkt eine günstige Wettbewerbsposition zu verschaffen. Nur mit ausreichend qualifizierten und motivierten Mitarbeitern, denen die Möglichkeit gegeben wird ihr Potenzial auszuschöpfen kann es Einrichtungen in der Altenpflege gelingen die zukünftigen Herausforderungen zu meistern.

Passende Maßnahmen in diesem Zusammenhang könnten sein: Angebote von Fort- und Weiterbildungen, Traineeprogramme, Mentorenprogramme, Job Enrichment i.S. von Übertragung neuer Verantwortung, Coaching für Führungskräfte, Teamentwicklungsmaßnahmen, usw.

8.2 Maßnahmen des externen Employer Brandings

Ziel der Maßnahmen des externen Employer Brandings ist die Personalgewinnung. Dementsprechend richten sich diese Maßnahmen nach außen, auf die zu gewinnenden Mitarbeiter.

Bei allen Maßnahmen des externen Employer Brandings geht es letztendlich darum, die Aufmerksamkeit möglicher Bewerber auf das eigene Unternehmen zu lenken. Ein möglichst positives Image mit hohen Wiedererkennungswert soll helfen dieses Ziel zu erreichen.

Die Zeiten, in denen es ausreichte eine Stellenanzeige in den Printmedien zu schalten, um eine vakante Stelle zu besetzen sind definitiv vorbei- nicht nur in der Altenpflege. Aber besonders die Altenpflege, in der der Fach- und Führungskräftemangel längst angekommen ist, ist gezwungen neue Wege in der Personalgewinnung zu beschreiten.

Zeitungen werden immer weniger gelesen, als Informationsquelle wurden diese vom Internet längst überholt (vgl. Bernauer et. al. 2011: 22). Auf diese gesellschaftliche und technische Entwicklung gilt es im Personalmarketing zu reagieren.

Im Folgenden werden kurz einige Möglichkeiten der Veröffentlichung von Stellenanzeigen skizziert.

8.2.1 Veröffentlichung von Stellenanzeigen und Personalbeschaffung

Stellenanzeigen in den Printmedien rangieren in der Personalbeschaffung der Altenpflege immer noch auf Platz zwei hinter der Rekrutierung über die Agentur für Arbeit (vgl. Müller, Rosner 2010: 58). Das Internet wird in der Personalbeschaffung noch unzureichend genutzt. Doch gerade für die jungen Nachwuchskräfte der Generation Y und zukünftig der Generation Z, die mit dem Internet aufgewachsen sind, ist dieses das wichtigste Informationsmedium. Zur Rekrutierung des Nachwuchses ist die Nutzung des Internets unverzichtbar. Hier besteht noch deutlicher Nachholbedarf in der Branche der Altenpflege.

Mit Hilfe des Internets lassen sich Stellenanzeigen in Online- Jobbörsen, in den sozialen Netzwerken wie z.B. Facebook oder Instagram oder auf einer unternehmenseigenen Homepage veröffentlichen. Eine sinnvolle Investition im Bereich des Personalmarketings stellen heutzutage die unternehmenseigenen Karriere- Webseiten dar (vgl. Malovecky 2018: 10). Auf diesen Seiten hat ein Unternehmen die Möglichkeit, Stellenanzeigen nach den eigenen Vorstellungen zu gestalten und mit einem Online- Bewerbungsformular zu verknüpfen.

Eigene Homepages werden zunehmend von den Einrichtungen in der Altenpflege zur Veröffentlichung von Stellenanzeigen genutzt, die weiteren Möglichkeiten des Internets bislang allerdings kaum.

Netzwerkkontakte, Jobbörsen, Kontakte zu Hochschulen werden nur selten von den Einrichtungen der Altenpflege genutzt. Diese sollten vor allem bei der Rekrutierung von Führungskräften vermehrt zur Anwendung kommen (vgl. Müller, Rosner 2010: 59).

8.2.2 Öffentlichkeitsarbeit und Personalbeschaffung

In diesem Bereich liegt ein großes Potential, um die eigene Arbeitgebermarke bekannt zu machen und sich am Arbeitsmarkt als attraktiver Arbeitgeber von der Konkurrenz abzuheben.

Ein Potential, das bis dato von den Einrichtungen der Altenpflege nicht voll umfänglich genutzt wird. Genutzt werden bislang Instrumente der Öffentlichkeitsarbeit wie z.B. Tage der Offenen Tür, Berichte über das Unternehmen in den Printmedien, Halten von Fachvorträgen im Rahmen von Tagungen, usw. Die modernen Medien unserer Zeit werden bislang allerdings kaum genutzt, um auf sich als Arbeitgeber in der Altenpflege auf sich aufmerksam zu machen. Als Möglichkeiten wären hier zu nennen: das Betreiben einer unternehmenseigenen Facebook- Seite, ein Imagefilm auf YouTube, ein Recruiting- Video auf YouTube, eine Unternehmerseite in einschlägigen Business- Netzwerken, usw.

Das Internet bietet eine breite Palette an Möglichkeiten, um auf sich als Arbeitgeber aufmerksam zu machen und sich nach den eigenen Wünschen möglichst attraktiv einem breiten Publikum zu präsentieren.

9 Fazit

Aktuell hat die Altenpflege bundesweit mit einem Fach- und Führungskräftemangel zu kämpfen. Sollen die Herausforderungen der Gegenwart und vor allem der Zukunft gemeistert werden, so müssen dringend die Konzepte der Personalbindung und der Personalgewinnung an die aktuellen gesellschaftlichen Trends angepasst werden. Der demografische Wandel, der Wandel in der Arbeitswelt, der Wertewandel, die zunehmende Digitalisierung, all das sind Aspekte, die bei der Entwicklung neuer Personalkonzepte eine Rolle spielen müssen.

Das Konzept des Employer Brandings könnte einen Beitrag liefern zur Lösung des Personalnotstandes in der Altenpflege.

Insgesamt wird diesem Konzept in der Unternehmerwelt eine große Bedeutung beigemessen. In der Altenpflege werden schon einige der oben beschriebenen Maßnahmen in Teilen umgesetzt. Im Bereich der Personalbindung etwa das Angebot von Teilzeitarbeitsstellen, Entwicklungsmöglichkeiten für Mitarbeiter, verschiedene Angebote des Betrieblichen Gesundheitsmanagements usw.

Allerdings gibt es noch großes Entwicklungspotenzial in diesem Bereich. Der Aspekt der besseren Vereinbarkeit von Beruf und Familie muss noch größere Beachtung finden und muss dringend weiter ausgebaut werden. Hier existieren in der Altenpflege noch zu wenige Angebote, um den überwiegend weiblichen Mitarbeiterinnen den Spagat zwischen Beruf und Familie zu erleichtern.

Im Bereich der Personalgewinnung befindet sich die Altenpflege nicht auf dem aktuellen Stand der Zeit. Digitale Medien und Öffentlichkeitsarbeit werden zu wenig genutzt, um auf sich als Arbeitgeber aufmerksam zu machen. Auf diesem Gebiet gibt es noch großen Nachholbedarf, um vor allem die Aufmerksamkeit der jungen Generation zu gewinnen. Besonders auf die Gestaltung des Internetauftritts auf verschiedenen Portalen, sollten die Einrichtungen in der Altenpflege zukünftig besonderes Augenmerk legen.

Sich der eigenen Unternehmenswerte bewusst zu werden und das eigene Profil zu schärfen sind zukünftige Aufgaben für die Einrichtungen in der Altenpflege, die bis dato nur unzureichend erfüllt werden.

Das Employer Branding ist ein Instrument mit dessen Hilfe es den Einrichtungen in der Altenpflege gelingen kann die unternehmensinternen Wertvorstellungen in der Öffentlichkeit zu platzieren und zu zeigen, dass die Altenpflege ein attraktiver Beruf mit sehr guten Zukunftsaussichten und Entwicklungspotenzial ist. Ist dieses gelungen, ist dieses ein entscheidender Schritt heraus aus dem Fachkräftemangel in der Altenpflege.

10 Literaturverzeichnis

Abbasi, S. (2017): Employer Branding. Sind Sie fit für die Fachkräfte von morgen? Wissensmanagement: das Magazin für Führungskräfte. Band 19, Heft 5. Neusäß: Büro für Medien Lehnert

Andratschke, N. et al. (2009): Employer Branding als Erfolgsfaktor: Eine conjoint- analytische Untersuchung. 1. Aufl., Lohmar: Josef Eul

Beck, C. (2008): Personalmarketing 2.0. Vom Employer Branding zum Recruiting. o.A. Köln: Luchterhand

Berger, G.; Zimber, A. (2006) Was ist über die Gesundheit der Mitarbeiter/innen in der Altenhilfe bekannt ?. In: Berger, G., Kämmer, K., Zimber, A. (Hrsg.): Erfolgsfaktor Gesundheit - Handbuch zum betrieblichen Gesundheitsmanagement – Mitarbeiterorientierte Führung und Organisation. Hannover: Vincentz Network

Beiten, M. (2006): Familienfreundliche Maßnahmen in Unternehmen. 1. Aufl., Mering: Hampp

Bernauer, D. et al. (2011): Social Media im Personalmarketing. Erfolgreich in Netzwerken kommunizieren. Köln: Luchterhand

Bogai, D.; Hirschenauer, F. (2015): Analysen, Herausforderungen, Lösungsansätze. Demografischer Wandel und Pflegearbeitsmarkt. In: Bettig, U. et al. (Hrsg.): Personalentwicklung in der Pflege. Heidelberg: medhochzwei

Buckesfeld, Y. (2010): Employer Branding- Steigerung der Arbeitgeberattraktivität in KMU. Marl: Diplomica

Felfe, J. (2008): Mitarbeiterbindung. 1. Aufl., Göttingen: Hogrefe

Lippold, D (2011): Die Personalmarketing- Gleichung. Einführung in das wertorientierte Personalmanagement. München: De Gruyter Oldenbourg

Malovecky, M. (2018): E- Recruiting Teil 1: Die professionelle Website. In: Altenheim- Lösungen fürs Management 56/ 3: 10)

Müller, T.; Rosner, L. (2010): Gute Mitarbeiter finden, fördern, binden. Personalmarketing in der Altenhilfe. Hannover: Vincentz Network

Pischel, R. (2006): Vereinbarkeit von Beruf und Familie. In: Berger, G. et al., (Hrsg.): Erfolgsfaktor Gesundheit- Handbuch zum betrieblichen Gesundheitsmanagement. Hannover: Vincentz

Radermacher, S. (2013): Die Herausforderungen des Employer Brandings. In: Künzel, H. (Hrsg.): Erfolgsfaktor Employer Branding. Mitarbeiter binden und die Gen Y gewinnen. Berlin: Springer

Schmidt, C. (2014): Employer Branding. Notwendigkeit und Gestaltungsmöglichkeiten. In: Klein, N. et al.: Employer Branding. Wie können Unternehmen den „War for talents" gewinnen und qualifizierte Mitarbeiter binden?. Norderstedt: Grin

Schmidt, C. (2013): Demographie. In: Bauer, J., Bauer, M., Schmidt, C., Schmidt, K. (Hrsg.): Betriebliches Gesundheitsmanagement im Krankenhaus - Strukturen, Prozesse und das Arbeiten im Team gesundheitsfördernd gestalten. Berlin: Medizinisch wissenschaftliche Verlagsgesellschaft

Stotz, W., Wedel, A. (2009): Employer Branding. Mit Strategie zum bevorzugten Arbeitgeber. München: Oldenburg

Schumacher, L. (2015): Attraktive Arbeitgeber in der Pflege- Gewinnung und Bindung von Fachkräften und Förderung von Gesundheit und Engagement. In: Bettig, U. et al. (Hrsg.): Personalentwicklung in der Pflege. Analyse- Herausforderungen- Lösungsansätze. Heidelberg: medhochzwei

Internetquellen

Bundesagentur für Arbeit (2017): Fachkräfteengpassanalyse. Online in Internet: „URL: https://statistik.arbeitsagentur.de/Statischer-Content/Arbeitsmarktberichte/Fachkraeftebedarf-Stellen/Fachkraefte/BA-FK-Engpassanalyse-2017-12.pdf [Stand: 04.03.2018]".

Bundesministerium für Frauen, Senioren, Familie und Jugendliche (2018): Informationen zur Umschulung. Online in Internet: „URL: https://www.altenpflegeausbildung.net/ausbildung/umschulung.html [Stand: 04.03.2018]".

Bundesgesundheitsministerium (2018). https:// Beschäftigte in der Pflege. Pflegekräfte nach SGB XI – Soziale Pflegeversicherung. Online in Internet: „URL: www.bundesgesundheitsministerium.de/themen/pflege/pflegekraefte/beschaeftigte.html [Stand:02.03.18]".

Employer Branding Akademie (2006): Werttreiber Employer Branding: Geringere Kosten, bessere Leistung, zufriedenere Kunden, mehr Umsatz. Online in Internet: „URL: https://www.dgfp.de/hrwiki/Werttreiber_Employer_Branding__Geringere_Kosten__bessere_Leistung__....pdf [Stand: 07.03.2018]".

Fuchs, T. (2008): Arbeitsqualität aus Sicht von Altenpfleger/innen. Online in Internet: „URL: http://archiv.verdi-gute-arbeit.de/upload/m49d5ce44bfd30_verweis1.pdf [Stand: 11.03.2018]".

Glaser, J.; Höge, T. (2005): Probleme und Lösungen in der Pflege aus Sicht der Arbeits- und Gesundheitswissenschaften. Online in Internet: „ URL: https://www.baua.de/DE/Angebote/Publikationen/Berichte/Gd18.pdf?__blob=publicationFile [Stand: 12.03.2018]".

Hackmann, T. (2009):   Arbeitsmarkt Pflege: Bestimmung der künftigen Altenpflegekräfte unter Berücksichtigung der Berufsverweildauer. Online in Internet: „URL: https://www.econstor.eu/bitstream/10419/38843/1/630091145.pdf [Stand: 02.03.2018]".

Hesse, G. (2009): Was haben Unternehmenskultur und Employer Branding miteinander zu tun? Online in Internet: „URL: https://www.saatkorn.com/was-haben-unternehmenskultur-und-employer-branding-miteinander-zu-tun/ [Stand: 17.03.2018]".

Kersel, H.; Lennartz, P. (2011): Stationärer Pflegemarkt im Wandel. Gewinner und Verlierer 2020. Online in Internet: „URL: http://www.paritaet-lsa.de/cms/files/pflegemarktstudie_2011_ernst___young.pdf [Stand: 04.03.2018]".

Leuphana Universität Lüneburg (o.J.): Attraktiver Arbeitgeber in der Pflege. Wege zur Gewinnung und Bindung von Fachkräften. Online in Internet: „URL: https://www.leuphana.de/fileadmin/user_upload/Aktuell/files/Broschuere_Attraktiver_Arbeitgeber_in_der_Pflege.pdf [Stand: 04.03.2018]".

Prognos AG (2012): Studie Pflegelandschaft 2030. Online in Internet: „URL: https://www.prognos.com/fileadmin/pdf/publikationsdatenbank/121000_Prognos_vbw_Pflegelandschaft_2030.pdf [Stand: 13.04.2017]".

Simon, M. et al. (2005): Auswertung der ersten Befragung der Next- Studie in Deutschland. Online in Internet: „URL: www.next.uni-wuppertal.de [Stand: 17.03.2018]".

Statistisches Bundesamt (2015): Bevölkerung Deutschlands bis 2060. 13. koordinierte Bevölkerungsvorausberechnung. Online in Internet: „URL: https://www.destatis.de/DE/Publikationen/Thematisch/Bevoelkerung/VorausberechnungBevoelkerung/BevoelkerungDeutschland2060Presse5124204159004.pdf?__blob=publicationFile [Stand 02.03.18]".

Statistisches Bundesamt (2017): Annahmen zur künftigen Entwicklung der Lebenserwartung. Online in Internet: „URL: https://www.destatis.de/DE/ZahlenFakten/GesellschaftStaat/Bevoelkerung/Bevoelkerungsvorausberechnung/Sterblichkeit.html [Stand: 14.04.2017]".

Statistisches Bundesamt (2017): Pflegestatistik 2015. Online in Internet: „URL: https://www.destatis.de/DE/Publikationen/Thematisch/Gesundheit/Pflege/PflegeDeutschlandergebnisse5224001159004.pdf?__blob=publicationFile [Stand: 04.03.2018]".

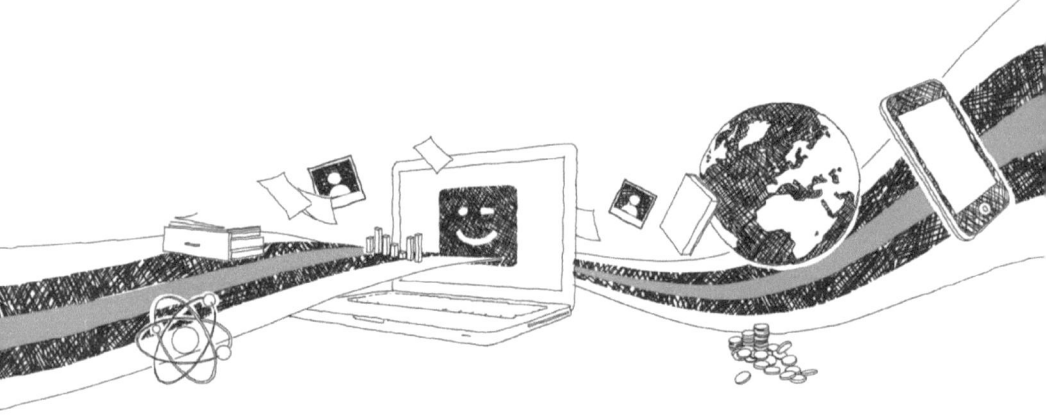